DE LA

PSYCHOSE POLYNÉVRITIQUE

PAR

LE DR E. STRAUSS

LYON

A. REY, IMPRIMEUR DE LA FACULTÉ DE MÉDECINE

4, RUE GENTIL, 4

1893

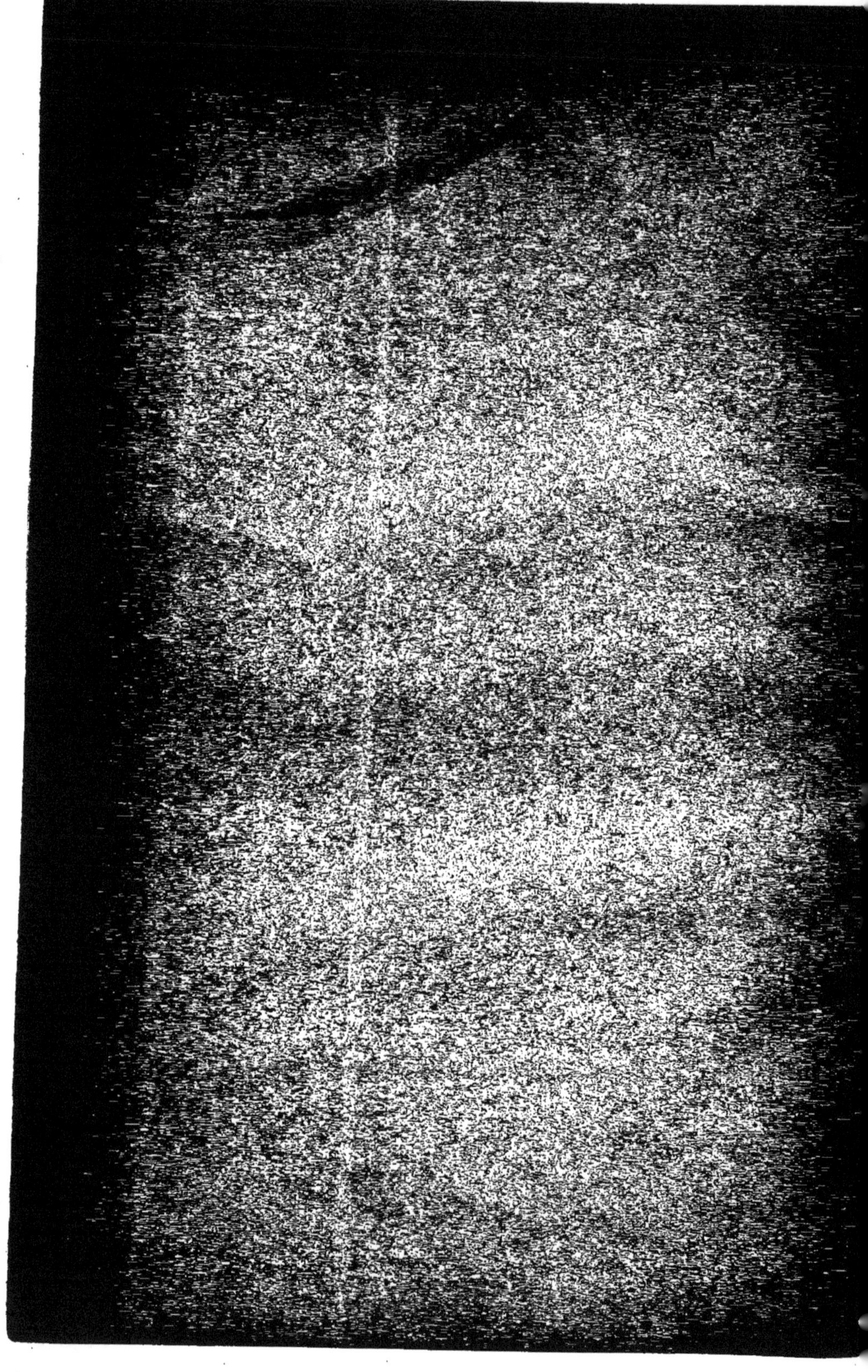

DE LA

PSYCHOSE POLYNÉVRITIQUE

DE LA

PSYCHOSE POLYNÉVRITIQUE

PAR

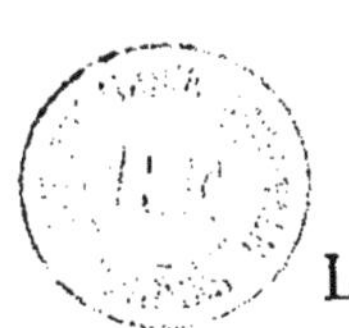

LE DR E. STRAUSS

LYON

A. REY, IMPRIMEUR DE LA FACULTÉ DE MÉDECINE

4, RUE GENTIL, 4

1893

INTRODUCTION

A propos d'un cas de psychose polynévritique, observé dans le service de M. le Dr Bouveret, médecin des hôpitaux, à l'Hôtel-Dieu, M. le Dr Devic, agrégé de la Faculté, a bien voulu attirer notre attention sur ce point et nous inspirer ce travail.

Les cas de polynévrite avec troubles psychiques, n'ont guère été décrits qu'à l'étranger, en Allemagne et en Russie.

En France, on ne peut citer que deux observations.

La polynévrite essentielle a été particulièrement bien étudiée dans la thèse de Mme Déjerine-Klumpke (Paris, 1889), mais cet auteur ne s'est pas occupé des troubles mentaux que l'on pouvait observer pendant la durée de l'affection.

Ce furent Korsakow, en 1890 et 1891 et Tilling de

Riga, qui décrivirent les modifications profondes qu'apportent parfois les troubles psychiques au tableau des polynévrites.

Nous nous sommes surtout inspiré des observations de Korsakow.

Les malades de Tilling ressemblent jusqu'à un certain point par les symptômes à ceux que nous présentons. Cependant les antécédents surtout permettent de les distinguer les uns des autres.

Les cas cités par Tilling ont pour cause étiologique l'alcool, et ce n'est pas une étude du délire alcoolique, accompagnant, précédant ou suivant des troubles périphériques que nous entreprendrons. Ce que nous voulons montrer, ce sont des troubles psychiques avec névrites périphériques, n'ayant aucun rapport avec l'alcoolisme et par cela même justifier le titre donné par Korsakow à cette maladie, celui de psychose polynévritique.

A côté des observations de Korsakow, nous publierons celles de MM. Joffroy, Desnos et Pinard, ainsi que celle recueillie par M. le Dr Devic et qu'il a bien voulu nous communiquer.

Nous consacrerons notre premier chapitre à l'historique rapide et à l'aperçu clinique des polynévrites.

Notre second chapitre sera rempli par les observations que nous avons rassemblées et qui sont comme la charpente de notre thèse.

Enfin notre troisième chapitre comprendra l'étiologie,

la symptomatologie, le diagnostic, le pronostic et la pathogénie, le traitement de cette affection.

Avant de commencer notre modeste travail, qu'il nous soit permis d'adresser tous nos meilleurs remerciements à M. le Dr Tripier, professeur d'anatomie pathologique, qui a bien voulu accepter la présidence de notre thèse.

Que M. le professeur agrégé Devic veuille bien recevoir ici l'expression de notre vive reconnaissance, pour les excellents conseils et la bienveillance qu'il a bien voulu nous témoigner.

Nous ne saurions oublier notre ami Sipp qui a mis à notre disposition sa profonde connaissance de la langue allemande.

PSYCHOSE POLYNÉVRITIQUE

CHAPITRE PREMIER

I

Historique

Pendant toute la moitié de ce siècle, la polynévrite, essentielle ou liée à des états infectieux ou toxiques a été considérée comme dépendant d'une lésion médullaire et non comme une altération propre du système nerveux périphérique.

C'est à Duménil (de Rouen), en 1866, qu'appartient l'honneur de montrer que les nerfs pouvaient s'altérer sans modification des centres nerveux.

Il rapporta, à une lésion nerveuse périphérique, une série de paralysies atrophiques généralisées, et s'efforça de rapprocher cette nouvelle maladie de l'affection décrite par Duchenne sous le nom de paralysie générale, spinale, antérieure, subaiguë.

Il constata la marche ascendante de la maladie et conclut que certaines paralysies généralisées doivent être mises sur le compte des névrites, qu'il nomma névrites ascendantes.

En 1877, Eichhorst *(Neuritis acuta progressiva)* et après lui Déjerine, Joffroy (1879), sous le nom de « paralysie ascendante aiguë » et de « névrite parenchymateuse spontanée, généralisée et partielle » rapportèrent des observations qui relevaient toutes, malgré leurs dissemblances cliniques, de lésions primitives des nerfs périphériques, sans lésions de la moelle.

En 1880, Leyden décrivit une affection des nerfs périphériques à étiologie obscure, qui évolue avec le syndrome clinique d'une maladie aiguë infectieuse.

Après lui, MM. Lanceraux, Pierson, Müller, etc., ont publié des cas analogues.

M. Lanceraux, après Magnus Huss, rattache les paralysies alcooliques à des lésions nerveuses périphériques et on ne tarda pas à démontrer que plusieurs cas de Leyden étaient manifestement d'origine alcoolique. Moli, Dreschfeld, Hadden, MM. Œttinger, Déjerine, par des autopsies, élargirent le cadre des connaissances que l'on avait sur les polynévrites alcooliques.

On rattache, de plus, certaines paralysies survenues au cours ou dans la convalescence des maladies aiguës infectieuses (diphtérie, variole, fièvre typhoïde, tuberculose, lèpre, impaludisme, infection puerpérale, rhumatisme chronique) à des névrites périphériques.

Dans la sclérose des cordons postérieurs, à un certain degré de développement, MM. Westphal et Pierret on toujours rencontré des névrites des nerfs cutanés.

M. Déjérine a surtout étudié cette maladie et il a montré leur constance, la variabilité de leur degré de

développement d'un malade à l'autre, leur nature périphérique.

Cette affection commence par la périphérie, se trouve
dans les gros troncs nerveux quelquefois, mais respecte
toujours les ganglions spinaux. Les expériences de Brown-
Séquard et les faits cliniques de Weir-Mitchel ont montré
le rôle indiscutable de la névrite périphériqne dans certaines altérations de la peau.

En 1873, MM. Duplaix et Morat firent voir que le
mal perforant relève d'une névrite de nerfs cutanés cor-
respondants.

Plus tard, en 1876, M. Déjerine démontra que certains
pemphigus avaient la même pathogénie. M. Duplay,
dans son article de la *Gazette des Hôpitaux* (1887,
Revue générale, p. 130), a aussi traité la même
question.

Enfin, en 1889, M^mc Déjerine–Klumptke est venue
recueillir et coordonner les idées émises sur les différentes
formes de polynévrites dans une thèse inaugurale remar-
quable soutenue devant la Faculté de médecine de Paris.

Tel était l'état de la question il y une douzaine d'années
et l'on a pu voir précédemment que l'on s'était surtout
occupé des nerfs et non du cerveau.

Tous les auteurs précédents ne se sont pas demandé
si certains phénomènes observés rarement, il est vrai,
n'indiquaient pas une participation du cerveau ; ces phénomènes n'étaient indiqués que très sommairement.

Ce n'est que Korsakow *(Arch. f. Psych.,* 1890-1891),
qui, le premier, décrivit les modifications profondes
qu'apportent parfois les troubles psychiques au tableau
ordinaire des polynévrites.

Peu de temps après, Tilling de Riga publia sept observations personnelles qui diffèrent de celles du précédent
auteur par leur origine, l'alcoolisme.

En effet, nous avons dit précédemment que nos malades
n'étaient pas des alcooliques, et quoique la description de
la maladie donnée par Tilling soit à peu près la même que
celle que nous avons essayé de peindre, la psychose
alcoolique diffère de la psychose polynévritique par son
étiologie, l'alcool.

Ce sera donc sur les observations de Korsakow que
nous nous baserons.

Nous avons pu trouver d'autres exemples de la même
affection.

En Allemagne, récemment le Dr Hoevel publiait un
cas de polynévrite avec troubles mentaux à la suite d'une
fièvre typhoïde.

En France, MM. Joffroy, Desnod. et Pinard ont publié
un cas du même genre observé pendant un état puer-
péral grave.

Enfin, M. le professeur agrégé Devic a bien voulu nous
communiquer l'histoire d'une malade atteinte de psychose
polynévritique survenue après une couche laborieuse et
des vomissements incoercibles.

II

Aperçu clinique des différentes formes de polynévrites.

Les conditions dans lesquelles se développent les névrites sont assez variées pour que l'on puisse en faire une classification.

Leyden, et après lui Mme Déjerine–Klumpke, dans sa thèse inaugurale, ont rangé les différentes formes de la névrite multiple. Nous nous rapporterons, dans ce travail, à la classification de Mme Déjerine-Klumpke, qui est une modification heureuse de celle de Leyden.

On a à considérer quatre formes :

I. *Névrites infectieuses.* — a) *Primitives*, telles que celles que l'on rencontre dans le béribéri, comme dans certaines névrites aiguës et de cause encore indéterminée : ou dans celles consécutives au surmenage, à un refroidis - sement excessif (névrites dites spontanées, de Leyden) ;

b) *Secondaires* et survenant au cours ou dans la con - valescence de maladies infectieuses :

α) Aiguës, telles que la diphtérie, la fièvre typhoïde, la variole, le rhumatisme (infectieux ?) ;

6) Chroniques, telles que la phtisie, la syphilis, la lèpre.

II. *Névrites toxiques.* — Le saturnisme, l'alcoolisme, l'arsenic, l'intoxication oxycarbonée et sulfocarbonée, le mercure, etc., sont les causes de ces névrites.

III. *Névrites des maladies par ralentissement de*

nutrition : telles sont le diabète, la cachexie, la chlorose, l'anémie, le marasme, le rhumatisme chronique.

IV. *Névrites survenant au cours d'affections médullaires*, indépendantes de la lésion spinale telles que les névrites motrices et sensitives des tabétiques.

On peut diviser, jusqu'à un certain degré, la polynévrite en deux formes, la forme motrice et la forme sensitive.

Dans l'une, la lésion prédomine dans les nerfs sensitifs ; les troubles moteurs sont peu marqués, les troubles sensitifs et douloureux le sont beaucoup plus, comme dans le pseudo-tabes (infectieux ou toxique).

Dans l'autre, les phénomènes siègent exclusivement ou d'une façon prépondérante sur les nerfs moteurs, mais souvent ces deux ordres de phénomènes sont associés, et l'on a une polynévrite mixte.

L'alcoolisme et le saturnisme amènent souvent une polynévrite mixte. On a dans les deux cas tous les degrés, depuis l'impotence fonctionnelle jusqu'à la parésie légère permettant la station debout et la marche.

Symptomatiquement, la polynévrite peut être divisée en formes généralisées et en formes localisées ; et en formes mixtes, sensitives ou motrices.

La polynévrite, dans les formes localisées, peut se cantonner à un membre, à un segment de membre, à un ou plusieurs troncs nerveux. Elle peut être, comme dans les formes généralisées, d'origine toxique ou infectieuse, ou elle peut survenir dans le cours ou dans la convalescence d'une maladie aiguë, ou à l'occasion d'un refroidissement, d'un surmenage, rarement d'un traumatisme. La paralysie dans ce cas, est flasque ; affecte une prédilection pour les

extenseurs des mains et des pieds, s'accompagne d'atrophie musculaire, de troubles dans la contractilité électrique : on a aussi des douleurs vives, des engourdisse-
ments, des anesthésies, localisées à la zone de distribution
des nerfs périphériques.

Dans les formes généralisées, la polynévrite peut siéger
sur les nerfs moteurs et les nerfs sensitifs, c'est donc une
forme mixte, en un mot : on a des symptômes paralytiques et atrophiques ainsi que des troubles sensitifs
prononcés.

Dans les formes motrices, les modalités cliniques
peuvent varier. L'une rappelle la paralysie ascendante de
Landry, par la rapidité de son évolution, l'intensité des
phénomènes paralytiques, ou se rapproche de l'affection
décrite par Duchenne, la paralysie générale spinale antérieure subaiguë.

Lorsqu'elle siège sur les nerfs sensitifs, elle affecte des
symptômes analogues au tabes.

Passons rapidement en revue les différentes modalités
cliniques des polynévrites.

1° *Polynévrites infectieuses aiguës fébriles.* — Un
individu, jusque-là bien portant, est pris, sans cause
appréciable, subitement, après un surmenage, une marche
forcée, d'un refroidissement intense, d'une faiblesse des
extrémités, surtout des pieds et des jambes, plus rarement
des mains ; ou bien, d'autres fois, ces phénomènes se
produisent dans le cours ou dans la convalescence de
maladies aiguës, diphtérie, fièvre typhoïde, variole, phtisie,
intoxications alcooliques, mercurielles, saturnines.

Cette paralysie, bilatérale et symétrique, s'accompagne
de fièvre, quelquefois très vive, avec insomnie, anorexie,

stupeur, sueurs profuses, etc., ainsi que souvent de douleurs vives. La faiblesse musculaire, d'abord légère, s'accompagne bientôt de paralysie complète, paralysie flasque, sans contracture, sans exagération ou abolition, au début, des réflexes tendineux ou cutanés. Des douleurs vives, paroxystiques, fulgurantes et lancinantes, siégeant généralement aux membres inférieurs accompagnent les troubles précédents, les suivent ou se manifestent auparavant. On a aussi de la paresthésie, de l'engourdissement, des fourmillements, du refroidissement ; l'anesthésie est surtout prononcée à la périphérie des membres.

Les troncs nerveux sont sensibles près des articulations : les masses musculaires sont douloureuses à la pression.

La paralysie, dans l'espace de deux, trois ou quatre jours, s'étend aux mains, gagne les muscles de la racine des membres, cuisse, épaule, puis ceux de l'abdomen, du dos, du thorax en suivant une marche ascendante.

Avec cette extension de la paralysie, la respiration devient diaphragmatique, puis le diaphragme est pris, et la mort arrive par asphyxie quelques jours ou quelques semaines après le début de l'affection.

D'autres fois, la marche n'est pas aussi rapide, le diaphragme ne se prend pas, et le malade peut recouvrer petit à petit ses fonctions. Paralysies et atrophies disparaissent ; la guérison dans la majorité des cas, sans être la règle, s'observe néanmoins.

2° *Polynévrite à forme de paralysie générale spinale antérieure subaiguë.* — Elle s'observe, comme la précédente, dans les mêmes circonstances, mais ne s'accompagne pas de fièvre et a une évolution plus lente, avec moins de douleurs. La paralysie débute par les extenseurs des membres, avec atrophie musculaire, des troubles de la contractilité électrique, et des troubles sensitifs peu marqués; les sphincters restent intacts : elle s'étend aux quatre membres, gagne l'abdomen, le thorax, et même le diaphragme.

3° *Forme sensitive*. — S'observe dans les mêmes maladies que précédemment et aussi dans le diabète et certains cas d'étiologie indéterminée. On a quelques troubles moteurs, de la parésie musculaire plus ou moins prononcée avec de l'atrophie quelquefois; mais ce qui domine, ce sont les phénomènes douloureux, troubles de la sensibilité, incoordination des mouvements. Les douleurs spontanées occupent les membres inférieurs, le tronc, rarement les membres supérieurs; elles sont paroxystiques ou permanentes; elles peuvent intéresser le sciatique ou le trijumeau.

On observe aussi de l'incoordination des mouvements, le signe de Romberg, la perte du réflexe rotulien, du sens musculaire; la paralysie des muscles de l'œil, ce qui accentue la ressemblance avec le tabes.

Cette forme se termine généralement par la guérison, comme la forme motrice, à moins de complications intercurrentes. Sa durée est variable : elle peut passer à l'état chronique.

La durée et l'évolution de la polynévrite généralisée est très variable : l'évolution peut marcher rapidement, comme dans d'autres cas, il suffit de huit jours, pour avoir une guérison complète.

Dans aucun des cas, on n'a noté l'apparition de troubles

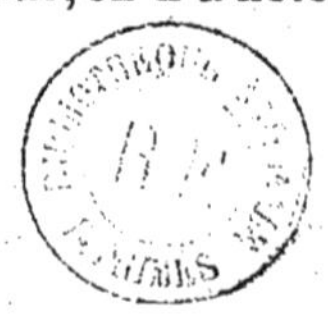

psychiques précédant ou suivant la névrite, où s'il y en a eu, il n'en est pas fait mention.

Nous allons essayer d'ajouter un nouveau chapitre à l'étude des polynévrites avec l'aide des observations que nous avons pu recueillir.

CHAPITRE II

Observations

OBSERVATION I

Recueillie par M. le professeur-agrégé E. Devic,
dans le service de M. le professeur Bouveret,
Deuxièmes-Femmes, Hôtel-Dieu.

P. L..., trente-six ans, ménagère, entre à l'Hôtel-Dieu, salle des Deuxièmes-Femmes, le 16 août 1891.

Rien à noter dans les antécédents et les collatéraux au point de vue du nervosisme ou de l'aliénation mentale. Jamais de maladie sérieuse ; a séjourné trois fois à l'Hôtel-Dieu pour chlorose avant son mariage. Réglée à treize ans.

Avant d'avoir son premier enfant, elle présentait au moment de ses règles une certaine irritation nerveuse, de l'emportement. Aucune maladie aiguë. Jamais de crises nerveuses d'aucune espèce. Ne buvait jamais ni alcool, ni vin pur. Pas de syphilis ; aucune intoxication professionnelle. Mariée en 1880. Quatre accouchements et deux fausses couches. Les grossesses et les suites de couches se sont passées chaque fois sans incident. Huit à dix jours après chaque grossesse ou avortement cette femme reprenait ses occupations habituelles sans aucun malaise.

En novembre 1890, elle redevient enceinte pour la septième fois ; au huitième mois, la grossesse qui avait été très bonne, se compliqua de vomissements bilieux et alimentaires survenant peu de temps après les repas. Ces vomissements augmentèrent de fréquence pendant les mois suivants : presque tous les aliments, quels qu'ils fussent, étaient rejetés presque immédiatement après des efforts violents.

Au début du huitième mois, l'état général ne s'était pas encore beaucoup ressenti de cette insuffisance dans l'alimentation ; la malade pouvait vaquer à ses occupations. A la fin du neuvième mois, d'après l'accoucheuse qui l'a vue à ce moment et a donné les renseignements, l'état général était si mauvais qu'on aurait pu songer à un accouchement prématuré. La grossesse continua son cours cependant, et jusqu'au jour de la délivrance la malade, bien qu'affaiblie et un peu amaigrie, ne fut pas alitée et continua à aller et venir dans sa maison, sans présenter ni symptômes de paralysie, ni troubles de l'idéation. L'accouchement eut lieu le 27 juillet, dix ou quinze jours avant terme, au dire de l'accoucheuse. Pas plus au moment de l'accouchement que pendant les jours qui suivirent, il n'y eut d'écoulement sanguin de quelque importance. L'accoucheuse affirma même qu'à partir du troisième jour le linge placé sous le siège de la malade ne fut pas taché du tout. A aucun moment les lochies ne furent fétides ; pas de fièvre ; l'involution utérine s'est faite très rapidement. Les vomissements qui s'étaient arrêtés spontanément pendant deux jours, reprirent trois jours après l'accouchement. Un médecin appelé alors ne constata rien d'anormal du côté de l'utérus et de ses annexes ; il examina l'urine et ne trouva pas d'albumine ; température normale. Le traitement, incomplètement suivi, pour arrêter les vomissements, fut l'alcool, que la malade se refusait à prendre. Les vomissements persistèrent avec moins de violence, il est vrai, jusqu'au moment où elle fut admise à l'Hôtel-Dieu. A partir du quatrième jour on constata que la malade devint apathique, indifférente même pour ses enfants dans la journée ; le soir, au contraire, elle devenait inquiète, agitée, se plaignant à son mari que ses voisines cherchaient à lui faire du mal et pour cela pratiquaient des trous aux murs : insomnie légère d'abord, puis bientôt durant toute la nuit. Le dixième jour, la malade trompant la surveillance de sa garde sortit du lit, et, son enfant dans ses bras, sans être vêtue, ouvrit la porte, disant que son enfant allait mourir s'il n'était pas baptisé aussitôt. On l'arrêta ; elle fut recouchée et, à partir de ce moment, les idées délirantes, gardant toujours le caractère du délire de persécution, deviennent à peu près permanentes.

Dès le douzième jour, on s'aperçut que les mouvements des jambes se faisaient avec une certaine difficulté : la malade ne pouvait se lever toute seule du fauteuil où elle était assise.

Le quatorzième jour, elle voulut se lever seule de son lit, elle tomba ; depuis ce temps, les phénomènes de paralysie dans les membres inférieurs firent de rapides progrès.

Les membres supérieurs ne furent touchés qu'après : ce qui le prouve bien, c'est que deux jours avant son entrée à l'Hôtel-Dieu elle pouvait manger et boire seule.

État au 16 août. — Rien à noter sur les téguments : pas d'œdème ; l'aspect du visage exprime la crainte. Langue humide et rosée ; plus de vomissements depuis deux jours ; ventre souple et indolent. Uretères mobiles, un peu gros ; pas d'écoulement vaginal. Cœur et poumons normaux. Incontinence d'urine et des matières fécales. Par la sonde on retire de la vessie une urine claire, sans albumine, ni sucre. Température vaginale, 37°,3. La malade est dans le décubitus dorsal, ne peut se tourner sur le côté sans aide, qu'avec beaucoup de peine. Amaigrissement notable.

Membres inférieurs en extension. — Le talon ne peut être détaché du lit. Paralysie incomplète ; la malade n'offre qu'une résistance insignifiante aux mouvements de flexion et d'extension de la jambe sur la cuisse et de la cuisse sur le bassin. Troubles de motilité surtout marqués dans le groupe antéro-externe des jambes, les pieds pendants ainsi que le bord externe. Troubles de la sensibilité très difficilement appréciables, vu l'état mental de la malade : il ne semble pas y avoir cependant de thermo-anesthésie et les piqûres d'épingle sont très bien senties. Pressions doulou-reuses sur les masses musculaires de la jambe et de la cuisse et sur les troncs nerveux. Pas de troubles trophiques : un peu d'atrophie

des masses musculaires ; pas de   contractions fibrillaires ; réflexe
rotulien nul.

Membres supérieurs. — Parésie bien nette généralisée, mais
portant surtout sur les muscles de l'avant-bras et de la main ;
entravant spécialement les mouvements de flexion de la main sur
l'avant-bras et les mouvements d'opposition du pouce. Troubles
sensitifs paraissant plus accusés qu'aux membres inférieurs ; les
piqûres d'épingle, les corps chauds et froids sont cependant bien
sentis. Atrophie légère, mais évidente. Comme les membres inférieurs, pour ce qui concerne les réflexes tendineux, les troubles
trophiques et les contractions fibrillaires. Réflexes cutanés normaux ; tous les muscles sont mous, flasques, non contracturés ;
diminution notable de l'excitabilité mécanique des muscles.

La musculature de la nuque, du tronc, de la face, de la langue,
de l'œil, est intacte. Rien aux pupilles, sensibilité spéciale, rien
d'anormal : aucun embarras de parole, pas de tremblement de la
langue.

Quand on l'aborde, elle demande où elle se trouve, pourquoi elle
n'est pas chez elle ; au bout d'un instant veut bien admettre
qu'elle est à l'hôpital, mais non à l'Hôtel-Dieu. Donne comme
adresse un domicile qu'elle a quitté depuis plusieurs mois ; répond
que son mari est teinturier, et cependant il a quitté cette profession il y a quelque temps. Elle a donc perdu le souvenir des événements récents, a conservé presque intact celui des choses qui se
sont passées il y a longtemps. Sait son âge, le nom et le nombre
de ses enfants. Si on reste un moment près d'elle sans l'interroger
elle demande où sont ses enfants, et recommande d'en avoir soin :
pousse de temps en temps des gémissements et des cris, en disant
que les membres lui font mal, qu'elle y sent des élancements.
Désigne très bien les objets qu'on lui présente, se trompe souvent
sur l'usage qu'on en fait habituellement, peut lire, dire l'heure qu'il
est à une montre.

23 août. — Pendant la journée est assez calme, parle peu,
ne paraît pas avoir d'hallucination ni d'illusions visuelles ni auditi-
ves. Ne reconnaît pas le plus souvent les personnes qu'elle a connues depuis sa maladie et ne se trompe pas sur celles qu'elle con-

naissait antérieurement. Ne peut dire où elle est. Son mari et ses enfants sont venus la voir aujourd'hui. Une demi-heure après leur départ, on lui demande depuis combien de temps elle n'a pas vu sa famille, répond deux à trois jours. Pas d'idées fixes. Interrogée à quelques minutes d'intervalle sur le même sujet, répond chaque fois différemment. Paraît indifférente, apathique. Insomnie absolue ayant résisté à des doses élevées d'antipyrine et de chloral. Pousse la nuit des cris, de véritables vociférations, chante à tue-tête des chansons entières en faisant, autant que sa paralysie le lui permet, le simulacre de bercer un enfant dans ses bras pour l'endormir. Le matin, si on lui demande pourquoi elle a crié, et empêché les autres malades de dormir, paraît étonnée et dit qu'on s'est trompé, qu'elle n'a pas passé la nuit ici, mais chez elle, ou bien qu'elle est allée hier soir faire un voyage et qu'elle est rentrée le matin.

29 août. — Mêmes troubles psychiques. Les phénomènes de paralysie et d'atrophie ont notablement augmenté d'intensité. Couchée sur le dos, ne peut plus se coucher sur le côté. Les membres inférieures sont atteints de paralysie flasque, presque absolue ; c'est à peine si la malade peut opérer quelques mouvements de flexion et d'extension des orteils : la cuisse paraît aussi atteinte que la jambe. L'atrophie a fait des progrès rapides. Elle est surtout marquée au niveau des adducteurs des mollets. La contractilité faradique des muscles a considérablement diminué ; les troubles sensitifs ne se sont guère modifiés, cependant il y a quelques points ne correspondant pas du tout avec ceux ou la paralysie est la plus marquée, où les piqûres d'épingle ne paraissent provoquer que des sensations de contact. La sensibilité farado-cutanée paraît diminuée. Dans les membres supérieurs, l'atrophie a marché encore plus vite que dans les membres inférieurs : elle intéresse tous les muscles, mais principalement les fléchisseurs de la main, les interosseux, les membres des éminences thénars. Les contractions faradiques paraissent moins diminuées qu'aux membres inférieurs et la mobilité mieux conservée. La malade peut lever un peu les bras, étendre l'avant-bras fléchi sur le bras, étendre et fléchir les trois premiers doigts ; mais il y a une paralysie

presque absolue du petit doigt, de l'annulaire, aussi accusée à droite qu'à gauche. Les mouvements possibles des mains et des doigts se font non seulement lentement, mais avec un certain degré d'ataxie.

Les troubles sensitifs ne sont guère modifiés ; cependant dans la sphère du cubital des deux côtés les piqûres d'épingle sont moins bien senties qu'ailleurs. Pas de fièvre, pouls normal, pas de dyspnée. Ne vomit pas, s'alimente assez bien. Urines sans albumine, petite escarre fessière.

4 septembre. — L'insomnie persiste, l'agitation nocturne a encore fait des progrès. Depuis cinq ou six jours la malade se plaint d'avoir du verre pilé dans les mains, qui la pique et la coupe : elle prie toutes les personnes qui l'abordent de l'en débarrasser. Elle-même, pour y arriver, remue sans cesse les mains, autant que sa paralysie le lui permet, cherche à s'essuyer aux draps du lit. Les doigts et les mains sont ainsi animés de mouvements incessants à grande amplitude et offrant une certaine analogie avec les mouvements choréiques ou mieux athétosiques : ces mouvements sont aussi accusés à droite qu'à gauche : permanents, non rythmés ; on ne peut dire s'ils cessent pendant le sommeil, la malade ne dormant pas du tout. On ne peut dire, vu l'état cérébral de la malade, si ces mouvements sont dus à des hallucinations ou à des illusions, ou s'ils sont involontaires, ils ne cessent pas quand on lui ordonne de rester tranquille ; ils en est de même quand on appuie l'avant-bras sur le lit. L'atrophie fait toujours des progrès dans les quatre membres.

19 septembre. — Les mouvements involontaires des mains ont diminué peu à peu : aujourd'hui, ils ont presque complètement disparu : depuis quelques jours, ils ressemblent plus à de faibles secousses choréiques, qu'à des mouvements athétosiques. Il est à remarquer que, tant que ces mouvements ont eu lieu, la malade n'a pas accusé d'élancements douloureux spontanés dans les membres inférieurs. L'agitation nocturne est telle, que l'on fait coucher la malade dans un cabinet d'isolement.

30 septembre. — L'escarre fessière est guérie. Incontinence d'urines et des matières fécales. Troubles psychiques toujours

semblables. Pas de fièvre ; s'alimente bien, mais ne demande jamais à boire ni à manger. Accuse des douleurs vives, surtout dans les membres inférieurs. La pression des nerfs et des muscles est toujours douloureuse. L'atrophie fait encore des progrès. Les masses musculaires des mollets, des cuisses, des avant-bras et des mains ont, pour ainsi dire, fondu. Perte absolue de l'excitabilité mécanique des muscles. Pouls régulier à 80. Respiration régulière non accélérée.

15 octobre. — La sensibilité farado-cutanée a disparu presque totalement dans les membres inférieurs jusqu'à leur racine ; elle est partout diminuée dans le bras gauche, beaucoup moins dans le bras droit, sauf le long du bord interne de l'avant-bras ; l'atrophie fait encore des progrès ; l'état des réflexes tendineux et cutanés ne s'est pas modifié.

25 octobre. — Paralysie toujours absolue dans les membres inférieurs, dans les membres supérieurs, le petit doigt et l'annulaire sont toujours fléchis dans la paume de la main et incapables d'aucun mouvement. Les courants faradiques et les courants galvaniques ne provoquent aucun mouvement dans les divers groupes musculaires des membres inférieurs, sauf dans ceux de la partie supéro-interne des cuisses. Aux membres supérieurs, on n'obtient aucune contracture en aucun point, avec les courants faradiques, sauf au niveau du deltoïde et du grand pectoral.

Depuis quelques jours la malade qui avait paru plus calme est de nouveau plus agitée la nuit. On dirait, cependant, que la mémoire des faits récents soit un peu améliorée. Mais chaque fois que l'on vient la voir, elle demande pourquoi on l'accuse d'avoir tué ses enfants, pourquoi on veut la faire mourir, pourquoi on lui enduit les jambes de pétrole. Les règles n'ont pas reparu depuis l'accouchement.

22 décembre. — La malade, troublant le repos des autres malades, a été placée dans un cabinet d'isolement ; elle s'y est suffisamment améliorée, et son délire a presque complètement disparu pour qu'on la réintègre dans la salle commune. Depuis deux mois, faradisation tous les deux jours.

Actuellement à droite les muscles de la région postéro-externe de l'avant-bras, du bras et de la main, se contractent tous sous l'influence du courant faradique; à gauche les muscles du bras se contractent bien, de même que ceux de l'avant-bras, soit à la région antérieure, soit à la région postérieure, et de la main, y compris les interosseux, mais les doigts sont fermés, la malade ne peut les ouvrir elle-même, elle pousse des cris quand on veut les lui étendre.

Aux membres inférieurs, à droite, tous les muscles de la cuisse et de la jambe se contractent sous l'influence du courant, les péroniers latéraux seuls se contractent très faiblement; à gauche, la jambe fléchie, les pieds en équinisme; il est impossible de mettre le membre dans l'extension; le triceps ne se contracte pas, non plus que les muscles de la région postérieure de la cuisse, à la jambe, on n'obtient aucune contraction, aucun mouvement du pied

Au point de vue de la sensibilité, la malade sent partout le passage du courant ou les attouchements avec une épingle; cependant elle déclare mieux sentir aux cuisses qu'aux jambes. Faradisation tous les deux jours.

28 janvier 1892. — On constate aujourd'hui des contractions nettes dans les muscles de l'avant-bras et de la main; elles paraissent plus fortes qu'avant.

A la jambe gauche, légère contraction des péroniers latéraux, mais les extenseurs restent immobiles; les jumeaux se contractent bien à la cuisse, le triceps aussi, mais faiblement.

A droite, le triceps se contracte sous l'influence de la volonté.

25 février. — La malade a été anesthésiée plusieurs fois au chloroforme; après résolution, on constate la possibilité de l'extension des doigts de la main gauche; mais pour la jambe gauche, on ne peut arriver qu'à un très léger degré d'extension; on se trouve donc en présence de rétractions fibreuses à la jambe gauche; il semble cependant qu'à chaque anesthésie la malade ait gagné un peu d'amplitude des mouvements, qui persistent au point qu'actuellement la malade se sert de sa main droite, qui a retrouvé tous ses mouvements, et peut un peu étendre les doigts de la main gauche et commencer à s'en servir.

La jambe droite peut se mouvoir faiblement, mais semble toujours en progrès ; seul le membre inférieur gauche est toujours en flexion très accusée, le pied en équinisme, maintenu par des résistances, qui ne disparaissent que dans le sommeil chloroformique, comme s'il s'agissait de rétractions fibreuses.

Au point de vue mental, la malade s'est améliorée également, au point qu'on peut prévoir le *reditus ad integrum;* le délire et les hallucinations ont disparu ; la seule chose qui persiste, c'est la crainte exagérée de toute intervention, surtout du feu ; elle a peur, chaque fois qu'on vient l'examiner, qu'on lui fasse des pointes de feu, mais elle connaît tout son entourage, se souvient de ce qu'elle fait et montre le plus grand désir de guérir complètement.

27 février. — La malade étend infiniment mieux les doigts de la main gauche dont tous les muscles se contractent plus ou moins facilement.

Les muscles de la cuisse se contractent bien, ceux du mollet se contractent, mais très faiblement : enfin on constate de légères contractions des péroniers.

La jambe droite, à peu près dans l'extension, exécute les mouvements volontaires : les muscles du mollet se contractent bien mais ceux de la région antéro-externe ne se contractent pas. Les muscles antérieurs et postérieurs de la cuisse se contractent bien.

28 mars. — On endort la malade, et on fait l'extension forcée des jambes, des pieds, etc.

15 décembre. — La malade est considérablement améliorée, mais elle est gênée pour la marche, à cause des rétractions tendineuses. Elle est opérée dans le service de M. le professeur Poncet le 20 novembre 1892; la section du tendon d'Achille des deux côtés est faite. Les pieds sont mis dans une bonne position et immobilisés. Aucune suite opératoire.

Actuellement la malade peut marcher, mais les jambes sont encore faibles.

L'état mental ne présente aucune particularité.

Aux membres supérieurs troubles sans importance. La malade peut travailler, tricoter facilement.

Aux membres inférieurs, les masses musculaires sont grêles.

La malade résiste incomplètement à la flexion ou à l'extension. Les réflexes rotuliens sont abolis complétement.

OBSERVATION II

Extrait du *Neurologisches Central-Blatt*, 1ᵉʳ novembre, 1892, n° 21. — *Ueber posttyphöse Dementia acuta, combinirt mit Polyneurites*, von Dr Hoevel *(Jahrb. f. Psychiatrie*, Bd. XI, H. 3).

Voici une contribution à l'étude de la psychose polynévritique noxémique de Korsakow.

Un jeune homme, âgé de trente ans, dont les antécédents héréditaires sont nombreux, est atteint de fièvre typhoïde.

Dès sa jeunesse, il s'était fait remarquer par son caractère changeant et sa conduite singulière, il ne s'adonnait pas à l'alcool.

Le début de l'affection, d'après le dire de ses parents, se manifesta par de grandes dépenses d'argent, des orgies, des sorties nocturnes. En même temps, on remarqua des altérations et un affaiblissement très notables de la mémoire, des oublis, des troubles très prononcés de l'intelligence. Il ne présente aucune hallucination, aucune monomanie, ni anomalie d'humeur, sauf une irritabilité extrême. La mémoire est à peu près intacte pour les souvenirs de sa première enfance.

On remarque, du côté du système nerveux périphérique, les symptômes suivants : diminution des réflexes rotuliens ; la sensibilité de contact est conservée pour les extrémités supérieures et inférieures des nerfs cruraux et péroniers ; une insensibilité qui s'accroît vers la périphérie, signe de Romberg, légère diminution de la force musculaire, ataxie légère dans la marche ; réaction partielle de dégénérescence surtout à l'extrémité des muscles ; enfin plus tard il présente de la salivation.

Pendant les sept mois de son séjour à l'hôpital, le souvenir des

faits antérieurs revient peu à peu dans leur ordre naturel ;
cependant il subsistait encore des défauts et des erreurs temporai-
res de mémoire.

A la sortie du malade, les symptômes du côté des organes se
présentaient bien amendés.

Pour l'étiologie, on estime que les excès alcooliques faits par
le malade avant et au début même de la fièvre typhoïde ne peuvent pas expliquer l'apparition de la psychose, qui est due probablement aux substances toxiques qui sont produites et sont restées
dans l'organisme pendant la dothiénentérie.

OBSERVATION III (résumée).

(Korsakow. — Publiée dans les *Archiv für Psychiatrie*,
Bd. XXI, 1890)

Femme de quarante-six ans, ne buvant jamais ni vin ni eau-de-
vie, en juillet 1886 typhus (?) suivi d'ictère. En août, vomissements
répétés pendant plusieurs jours par ingestion de poisson. En octobre,
état légèrement comateux avec urine rare et haute en couleur. Peu
après, diminution de la mémoire avec mobilité des idées, hallucinations de la vue, insomnie ; presque en même temps douleurs
spontanées dans les bras et les jambes, rappelant le broiement,
amaigrissement considérable des bras et des jambes. En novembre,
parésie des quatre membres. En décembre, élancements douloureux dans les jambes. Le 19 décembre, la malade confinée au lit
ne peut plus se tenir debout. Musculature interne et externe des
yeux normale.

La parésie des membres supérieurs est surtout marquée dans les
extenseurs des doigts, moins dans les fléchisseurs, à peine sensible
dans les muscles servant à mouvoir l'épaule et le coude. La sensibilité tactile est diminuée dans les doigts seulement. La pression
des masses musculaires du radial et du médian est douloureuse. La
contractilité musculaire électrique et mécanique est conservée.

Les extrémités inférieures sont animées de mouvements involontaires à petite amplitude, 15 à 20 par seconde, alternatifs de flexion et d'extension des pieds, pouvant être modifiés par la volonté et devenant alors douloureux. Le froid et les émotions les augmentent ; de temps en temps ils cessent spontanément. Parésie des deux membres inférieurs, plus accusée aux deux extrémités, spécialement aux extenseurs des orteils. Anesthésie bien marquée aux extrémités, moins vers la racine des membres et la cuisse. La pression des muscles des mollets est très douloureuse ; celle des gros troncs nerveux ne l'est pas du tout. Douleurs spontanées dans les membres inférieurs sans caractère spécial, surtout la nuit.

Abolition complète des réflexes patellaires. Excitation mécanique normale des muscles. Diminution de la contraction faradique dans le tibial antérieur et l'extenseur commun des orteils. Aucun des muscle parésiés n'est contracturé. Le diaphragme est sain, pas de troubles des sphincters. Répond à toutes les questions, mais nonchalemment. Confusion sur tout ce qui s'est passé précédemment. De temps en temps invente des choses qui n'ont pas eu lieu. Elle a perdu tout souvenir sur ce qui touche sa maladie et se rappelle très bien tout ce qui s'est passé avant. Insomnie absolue. Elle appelle constamment l'infirmière pour lui faire chasser les chiens qui sont dans sa chambre. Au bout d'un mois, amélioration très évidente. Au bout de deux ans, guérison physique complète, mais elle a gardé la mémoire paresseuse.

OBSERVATION IV (résumée).

(Korsakow, *in Arch. f. Psychiatria*, Bd. XXI, 1890).

Femme, trente-sept ans, issue de phtisiques, n'a jamais eu d'accidents imputables à l'alcool. Fièvre typhoïde en juillet 1887, avec rechute ; peut-être n'était-ce que le début de ces accidents pulmonaires spécifiques ; en septembre 1887, on constate des bacilles dans les crachats avec lésion d'un sommet. Début des symptômes de paralysie en octobre 1887 et des troubles cérébraux peu de temps après, marqués surtout par un affaiblissement de la mémoire.

Examinée en 1888 (mars), les membres inférieurs sont parésiés, les jambes en flexion, légère contracture des fléchisseurs, paralysie totale des *recti femoris* qui sont presque complètement atrophiés ; les autres muscles sont atrophiés aussi, mais bien moins. Les courants induits font contracter faiblement tous les muscles des membres inférieurs et pas du tout les *recti femoris*. Abolition des réflexes patellaires. Pas d'anesthésie. Réflexes cutanés normaux, pas de douleurs spontanées, pression du nerf crural douloureux. Les membres supérieurs sont très faibles surtout aux extrémités ; crampes cloniques dans le petit doigt de chaque main. Atrophie musculaire bien marquée partout, surtout aux mains, pas d'anesthésie.

Parle avec peine ; la parole est traînante, la voix monotone d'un timbre spécial, langue humide, léger nystagmus. La mémoire est très troublée.

Oublie presque instantanément ce qui se passe devant elle et la physionomie des gens qui viennent la voir. Ne sait pas où elle est, depuis, quand elle est malade, dit qu'elle est allée se promener hier. Cercle d'idées très étroit, ne demande jamais sa famille. Grande mobilité d'humeur, elle dort maintenant la nuit, mais elle était autrefois très agitée, criait et parlait constamment.

Les urines ne sont pas albumineuses ; la température oscille le soir autour de 39° ; les règles ont disparu depuis le début de la maladie.

Elle meurt de la lésion pulmonaire pendant l'automne de 1888.

OBSERVATION V (résumée).
(In Arch. f. Psychiatrie, Bd. XXI, 1890).

Femme de quarante-cinq ans, ne buvant jamais ni vin, ni alcool pas de syphilis, ménopause il y a six mois. Typhus en février-mars 1888. Pendant la convalescence, hypothermie et état voisin du collapsus ; depuis, affaiblissement et vomissements répétés ; puis

développement de troubles psychiques, cris nocturnes, les troubles
de la mémoire auraient apparu postérieurement.

Un mois après la cessation de l'état fébrile, la malade se présente dans l'état suivant. Elle peut à peine quitter son lit et faire
quelques pas aidée de deux personnes. Au lit tous les mouvements
des membres inférieurs se font, mais sans énergie, surtout dans
les *recti femoris*. Les réflexes patellaires sont augmentés, l'excitabilité mécanique des muscles est augmentée; pression indolente
sur les muscles, douloureuse sur les troncs nerveux, légère anesthésie au bout des doigts. Urine non albumineuse, apyrexie.

Excitation cérébrale, agitation, elle ne répond qu'avec crainte
et méfiance, et pose plusieurs fois la même question. Troubles
profonds de la mémoire. Ne peut dire ni son nom, ni depuis quand
elle est malade. Elle dit qu'elle est sortie hier et elle est au lit
depuis deux mois. Les troubles portent sur ce qui est ancien
aussi bien que récent.

Amélioration en mai des troubles physiques d'abord, puis des
troubles intellectuels. En octobre, la mémoire n'est pas encore
revenue à son état normal. Elle s'en rend compte, et cela la rend
triste.

OBSERVATION VI (résumée).

(In. Arch. f. Psychiatria, Bd. XXI, 1890).

Homme de quarante ans, boit du vin; mais à dose très modérée.
Syphilis il y a quinze ans. Malaria en 1887, développement des
symptômes leucémiques en 1887 et 1888. En août 1888, il remarqua qu'il titubait en marchant, puis vomissait souvent; de temps en
temps déraisonnait et prenait des accès fébriles, qui n'ont pas
reparu depuis le 5 septembre. Le lendemain, accès d'excitation
qui dura cinq heures, auquel succéda l'obnubilation.

Le 3 septembre il est dans l'état suivant : Croit me reconnaître
et cependant ne m'a jamais vu. Oublie très vite les choses qui se
passent devant lui et les personnes qui sont venues le voir; mêle
les impressions des événements présents à ce qui s'est passé il y a

longtemps; se fait une idée de ce mélange, ne sait pas où il est, parle avec assurance sans achoppement syllabique, mais d'une voix traînante, donne parfois aux mots des significations incompréhensibles, très tranquille le jour, devient très excité le soir.

Il ne peut se tenir debout; il peut se tenir assis sur son lit quand on l'aide; le *rectus femoris* droit plus faible que le gauche. La pression musculaire est indolente; douleur à la pression sur les troncs nerveux. Réflexes patellaires conservés, mains faibles sans paralysie véritable, peu d'anesthésie. Vue normale, vertiges dans la station verticale. Urine sans albumine. Symptomatologie bien nette de leucocythémie splénoganglionnaire qui progressa.

Le 19 septembre, un globule blanc pour cent dix rouges. Troubles ataxiques des mouvements dans les bras, disparition des réflexes patellaires. Mort dans le collapsus le 26 septembre.

Observation VII (résumée)

(In. Arch. f. Psychiatria, Bd. XXI, 1890).

Femme de quarante-six ans, buvait assez souvent du vin. Il y a quatorze ans, neuro-rétinite. En 1885, fibrome utérin produisant fréquemment des douleurs sacrées, des vomissements, des métrorragies; dernières règles en décembre 1886, suivies de vomissements très abondants pendant trois semaines. C'est pendant cette période de vomissements qu'apparurent les symptômes de paralysie et les troubles psychiques, en même temps que la tumeur utérine diminuait de volume et que se produisait un écoulement utérin (produit de destruction de la tumeur, d'après un gynécologiste).

La malade se trouve dans l'état suivant, en janvier 1887 : elle ne peut se tenir debout seule et faire quelques pas, qu'appuyée sur deux aides. Faiblesse des jambes, sans paralysie vraie. Pas d'anesthésie. La pression des mollets est peu douloureuse; celle des cuisses l'est beaucoup. Les nerfs sont douloureux à la pression. Les mains sont parésiées. La pression sur le radial et les parties molles du bras est douloureuse. L'atrophie musculaire n'est pas très prononcée. Absence de réflexes patellaires. Persistance de l'excitabilité mécanique des muscles. Les muscles du visage sont normaux. Les urines ne sont pas albumineuses. Les idées sont confuses; elle croit être sortie le jour même; elle dit qu'elle vient de voir sa sœur morte depuis longtemps. De temps en temps elle parle raisonnablement; elle se rappelle très bien les événements récents, mais elle oublie presque immédiatement les choses récentes. Pas d'insomnie. Les symptômes augmentent rapidement d'intensité et la malade mourut dans le coma le 10 janvier.

OBSERVATION VIII (résumée).

(In. Arch. f. Psychiatria, Bd. XXI, 1890).

Femme de soixante-deux ans, jamais d'abus alcooliques. Il y a dix ans perdit son mari, grand chagrin, peu après développement d'une tumeur utérine.

Il y a trois ans, ictus apoplectique, avec légère hémiplégie gauche et trouble de la parole; elle pouvait cependant marcher, jouer du piano.

Le 15 avril 1887, la malade se plaignit de douleurs de tête, et de vomissements sans fin. Trois jours après elle se mit à divaguer.

Le 23, elle se trouve dans l'état suivant : elle est tranquille pendant la journée, très agitée le soir; elle fait des efforts pour se lever, mais sans pouvoir y parvenir. La plupart de ses réponses sur le temps, le lieu, les événements, sont absolument erronées. Elle dit qu'elle vient de l'enterrement de son frère et elle n'en a jamais eu; elle se souvient bien mieux de ce qui s'est passé à une époque éloignée que des événements récents.

Le visage n'est pas paralysé, les pupilles sont normales. Pas de paralysies vraies dans les membres supérieurs; atrophie musculaire. Les excitations mécaniques provoquent un raccourcissement très notable. Les mouvements des membres inférieurs se font, mais très lentement, faiblement. La pression sur les mollets, les cuisses, les pieds et les nerfs produit des douleurs; la pression sur les membres inférieurs est moins douloureuse. Les membres infé-rieurs sont amaigris, les muscles mous, l'excitation mécanique amène des contractions. Les réflexes patellaires sont faibles. Tumeur utérine. Les urines ne sont pas albumineuses. Apyrexie. Pendant quelques jours les phénomènes cérébraux augmentent. Puis au bout de quelques mois les symptômes de paralysie s'atténuent, disparaissent; les phénomènes cérébraux disparaissent ensuite, et, à la fin juin, la malade était complètement guérie.

OBSERVATION IX (résumée).

(In. Arch. f. Psychiatria, Bd. XXII, 1891).

Femme de vingt-sept ans, n'a jamais bu d'alcool, ni de vin ou très peu. Grossesse extra-utérine (compliquée de fièvre septique) opérée par Muratow, le 2 novembre 1888; après la laparotomie, la fièvre tombe, mais la malade continue à vomir. Le 7, on trouve l'urine très trouble; les jours suivants, du pus s'écoule par les drains ainsi que de l'urine et des matières fécales. Le 13, la malade devient excitable et pleureuse.

Le 17, on la trouva dans l'état suivant : Pâleur extrême; la malade est très faible, couchée sur le dos, on ne peut la mettre sur le côté qu'avec beaucoup de peine. Les idées sont embrouillées; elle ne sait pas qu'elle a quitté Wilna depuis trois ans. La mémoire est très affaiblie; elle perd très vite le souvenir de ce qui s'est passé autour d'elle. Elle pleure faiblement. Agitation nocturne; elle a des hallucinations de la vue.

Pas de paralysie vraie, mais affaiblissement des jambes ; pression douloureuse sur les muscles et les troncs nerveux ; pas d'anesthésie: pas de réflexes patellaires ; les muscles sont atro-phiés. Elle a des vomissements de temps en temps, des vertiges, On note de l'incontinence d'urine ; pas d'albumine.

Au bout de quelques jours, on doit l'isoler, à cause des cris qu'elle pousse surtout la nuit. Elle parle beaucoup, d'une façon incohérente ; elle demande une chose et toujours la même ; elle croit voir certaines figures.

Elle sait qu'elle est dans un hôpital, mais ne peut dire dans quelle ville. Elle oublie les choses récentes très vite et y mêle celles qui se sont passées, il y a quelques années. Apyrexie. Aucune paralysie bien prononcée. Albuminurie intermittente.

Les troubles nerveux augmentent en même temps que la plaie guérit, les troubles intellectuels progressent et il n'y a pas de suite dans les idées ; de temps en temps, accès d'excitation et d'hallucinations. Plus on parle avec elle, plus l'incohérence s'accuse. Le souvenir des choses récentes, bien qu'affaibli, n'a pas complètement disparu. Elle se croit chez elle et souvent nous offre de prendre du thé. Elle pousse souvent des cris de frayeur.

Le 8 décembre, les phénomènes de paralysie sont bien prononcés. Les mouvements actifs sont abolis dans les membres inférieurs ; analgésie ; les courants d'induction provoquent des contractions très faibles dans tous les muscles des membres inférieurs. On a quelques mouvements, mais bien limités dans les membres supérieurs. Les troncs nerveux et les masses musculaires sont douloureux à la pression. Rien dans le domaine de la face et des yeux. Elle mange très peu, vomit quelquefois. Incontinence d'urine.

Le 21 décembre, on constate que les muscles du tronc se paralysent : les muscles des membres sont complètement paralysés, sans traces de contracture. Les réactions électriques sont très douloureuses et ne peuvent être recherchées ; cependant on constate qu'aux membres inférieurs, un fort courant induit ne donne pas de contractions. On obtient aussi facilement des contractions aux membres supérieurs, dans le deltoïde, le biceps et le triceps, mais point dans les autres muscles.

Les courants induits appliqués à l'extension commune des doigts donnent des contractions, de façon que $ASZ > KSZ$. On ne provoque aucune contraction des muscles des membres inférieurs par le courant galvanique.

Secousses cloniques dans les muscles du cou et le grand pectoral, produisant des mouvements de la tête et du tronc.

Hyperalgésie des muscles et de la peau dans les membres supé-

rieurs ; les piqûres d'épingles sont partout bien senties. Incontinence d'urine et des matières fécales. Elle répond maintenant
constamment à côté des questions qu'on lui pose. Hallucinations et
illusions fréquentes. Urines sans albumine. Température de 38 à
38°,5. Escarre fessière s'agrandissant rapidement. Mort le 2 janvier.

Autopsie. — Phénomènes très prononcés de névrite dégénéra-
tive généralisée ; les nerfs sensitifs comme les nerfs mixtes étaient
atteints, et à un degré d'autant plus prononcé qu'on s'éloignait du
centre. Dans les parties périphériques, il y avait une dégénérescence wallérienne très nette, tandis qu'aux parties centrales, il y
avait seulement des modifications segmentaires, notamment dans le
plexus brachial, répondant exactement au type décrit par Gom-
bault en 1880. Le phrénique et le diaphragme étaient atteints forte-
ment. Si l'on n'a trouvé que peu de modifications des nerfs crâniens,
c'est que probablement ils ont été examinés trop près de leur
émergence.

Dans les muscles : phénomènes se rapportant à la dégénération.
Dans le cerveau, rien d'anormal.

Dans la moelle, modification de forme du canal central, ce qui
est probablement une anomalie congénitale; augmentation du tissu
conjonctif dans les cordons de Goll et les cordons latéraux, surtout le droit.

OBSERVATION X (résumée).

(Desnos, Joffroy et Pinard, *Bulletin de l'Académie
de médecine*, 1889).

Vomissements incoercibles pendant le cours d'une troisième
grossesse chez une femme atteinte antérieurement d'une métrite
hémorragique et de pelade ; ces vomissements étaient souvent
accompagnés de douleurs vives à l'épigastre, amaigrissement considérable, paralysie des membres inférieurs avec atrophie musculaire bien prononcée, sensibilité conservée; fourmillements et sen-

sation de brûlures dans les membres paralysés ; perte de la contractilité faradique des muscles paralysés ; conservation de la sensibilité électrique.

Trois ou quatre jours plus tard, la paralysie envahit les membres inférieurs et s'accompagne de fourmillements et de douleurs très pénibles. Sensibilité électrique des muscles conservée. Aucun trouble des sphincters, pas d'escarres, pas de fièvre. Les fonctions psychiques étaient perverties ; si la mémoire des faits anciens était conservée, celle des faits actuels quotidiens était perdue. Cet oubli des choses récentes donnait parfois à la conversstion de la malade une tournure singulière. On la considérait dans son entourage comme une délirante. En fait, c'était une amnésique avec affaiblissement de l'intelligence. On pratiqua l'accouchement prématuré. Peu après, l'état général s'améliore ; les aliments sont bien tolérés, mais l'atrophie musculaire et la paralysie ne se modifient pas. Application de courants galvaniques, drap mouillé autour du corps, qui amenèrent le retour des fourmillements, indice du travail de réparation qui se faisait dans le système nerveux. Au bout de quatorze mois, guérison. La malade peut circuler dans ses appartements en posant sa main sur un mur ou un objet quelconque. La mémoire est revenue complètement ; cependant la contractilité faradique des muscles des membres inférieurs est encore diminuée.

OBSERVATION XI (résumée).

(Tilling, *Allgemein. Zeitschr. f. Psychiatrie*, 1890).

Homme de quarante ans, non alcoolique ; il eut des douleurs violentes après un refroidissement intense dans le pied gauche, dont les deux orteils se gangrenèrent peu à peu ; l'affaiblissement de la mémoire, le délire vinrent ensuite : il ignorait le nom de ses parents ne pouvait dire le mois, l'année, le jour.

La sensibilité était diminuée, les [piqûres d'épingles ne provoquaient que des sensations tactiles ; ces phénomènes étaient plus marqués aux membres qu'à la face et au tronc ; ils ne correspondaient pas à la distribution des nerfs. Les zones d'analgésie étaient distribuées d'une façon très irrégulière. La pression des muscles et des troncs nerveux était douloureuse aux membres inférieurs.

En ces points, le tissu adipeux et les muscles avaient presque disparu, surtout aux mollets ; les muscles étaient mous. Les réflexes cutanés, tendineux et musculaires étaient absents. La force musculaire avait beaucoup diminué aux quatre membres, surtout aux membres inférieurs. Les réactions électriques étaient modifiées. Traité par la morphine, le malade, au bout de quelques jours, prend un accès d'aphonie amnésique qui disparut par une injection de morphine.

Les troubles psychiques, les troubles sensitifs, l'atrophie musculaire augmentent quelque temps, puis on fait l'amputation des orteils gangrenés : quelques jours après nouvel accès passager d'excitation dû à la suppression de la morphine. Guérison lente

Observation XII (résumée).

(Remack, *In Neurologisches Central-Blatt*, 1886, n° 14).

Femme, trente ans, n'ayant dans ses antécédents ni alcoolisme, ni saturnisme, ni syphilis.

On note une tuméfaction douloureuse des deux pieds pour laquelle elle fit un séjour de septembre 1883 à mars 1884 à l'hôpital de Charlottenbourg. Quand cette tuméfaction disparut, un engourdissement des jambes, puis de la diplopie qui dura trois mois, apparurent.

Au bout de ce temps, on observa des douleurs, des sensations d'engourdissement, du tremblement et de l'amaigrissement des mains. Pas de troubles vésicaux. Examinée par l'auteur sept mois après le début, la malade présentait l'état suivant : état général bon, pas de fièvre, paraît déprimée, pleurarde, aspect stupide, diminution considérable de la mémoire. Parole hésitante, tremblotante, faisant d'autant plus ressembler la malade à une paralysie agitante que les muscles de la face sont animés de mouvements semblables à ceux des lapins. Ni paralysie, ni atrophie ni contracture dans le domaine du facial.

On ne note aucun trouble dans la vue ni dans les autres sens spéciaux. Tremblements de la langue, qui a aussi des oscillations vibratoires. La déglutition est normale, on n'observe rien du côté du voile du palais.

Les muscles de la nuque, du bras et de l'épaule ne sont ni paralysés, ni atrophiés. Les avant-bras sont très grêles ; l'atrophie des interosseux est considérable, surtout ceux de l'éminence thénar ; la paralysie est en rapport avec l'atrophie.

Tremblement intentionnel : pendant le repos on voit les tendons des extenseurs des doigts, animés de mouvements saccadés, se produisant à intervalles irréguliers, mouvements brusques des interosseux éloignant et rapprochant alternativement les doigts les uns des autres. La diminution de la sensibilité est très nette, notamment pour la sensibilité aux courants faradiques, appliqués sur la peau. Elle reconnaît bien au toucher les différentes pièces de monnaie.

Elle se plaint de douleurs lancinantes dans le bras. La pression du plexus brachial est douloureuse sans tuméfaction au palper. Elle marche péniblement, sans démarche ataxique vraie, signe de Romberg ; ne peut monter seule sur une chaise. Cependant il n'y a ni atrophie, ni paralysie véritable des muscles aux membres inférieurs ; pas de réflexe patellaire.

Diminution des sensations douloureuses jusqu'aux genoux. Altération électrique considérable dans les territoires de tous les nerfs musculaires, même de ceux qui n'ont jamais été paralysés, comme les faciaux, par exemple.

L'examen des yeux, pratiqué pas Uhthoff, montra une névrite optique double, légère, mais très nette, sans modification du champ visuel, ni du ton des couleurs, ni de la musculature interne ou externe des globes, c'est-à-dire, sans qu'il y ait de trouble fonctionnel.

OBSERVATION XIII (résumée).

(Vierordt, *in Arch. f. Psychiatrie*, Bd. XIV, 1883).

Jeune fille de vingt-trois ans, non alcoolique, syphilitique
epuis 1880.

Le 3 octobre 1882, elle eut un fort refroidissement; le soir du
même jour, la faiblesse motrice des jambes se montra. Elle ne
sentait plus ses pieds.

Six jours après, des douleurs dans les articulations des pieds,
des genoux, des épaules se firent sentir. Le salicylate de soude
employé ne donne pas de succès. Elle entre à l'hôpital de Leipzig.
le 24 octobre.

A ce moment, la sensibilité des pieds et des jambes est nettement diminuée : les réflexes patellaires et plantaires sont absents;
la marche est impossible sans appui.

Le 26, on note une parésie diffuse aux deux extrémités inférieures; les extrémités supérieures sont libres. Douleurs dans les
articulations des pieds.

Le 2 novembre, atrophie rapide des membres des deux extrémités supérieures. Hyperalgésie considérable de la peau et des
muscles aux extrémités supérieures sans troubles objectifs de la
sensibilité. Aux deux jambes, on note un degré moyen de la réaction de dégénérescence, avec diminution notable de l'excitabilité.
Pas de fièvre. L'atrophie des extrémités inférieures fit encore des
progrès, de même que la paralysie des extrémités supérieures, qui
se compliqua aussi d'atrophie musculaire. On a de la réaction de
dégénérescence aux membres supérieurs, notamment dans le
domaine du radial.

L'excitabilité galvanique des muscles innervés par le péronier
donnait des secousses avec modification qualitative, tandis que
l'excitation galvanique du nerf était complètement abolie.

La sensibilité farado-cutanée était considérablement diminuée
aux pieds, légèrement aux mains et aux avant-bras.

H. B.   4

25 novembre. — La respiration devient fréquente, le diaphragme se paralyse, la respiration est costale.

Pouls 130 à 150. Perte du sensorium, ne sait pas son nom, elle ne peut dire depuis quand elle est à l'hôpital.

11 décembre. — Nystagmus des deux yeux; paralysie complète des extrémités supérieures: on observe une contracture commençant en flexion des deux mains; œdème des pieds et des mains; incontinence d'urines; décubitus au début, fièvre le soir.

Morte le 19 décembre.

Autopsie. — Phtisie pulmonaire au début, ulcère intestinal tuberculeux. Les nerfs ont macroscopiquement, un aspect normal: les muscles ont diminué beaucoup de volume; de couleur et de consistance normales. Pas de lésions microscopiques médullaires.

Quelques cellules de cornes antérieures de la moelle cervicale ont un aspect granuleux et paraissent contenir une matière brunâtre qui recouvre les noyaux, quelques-unes sont intactes.

Nerfs périphériques. — Dégénération intense de degré variable suivant les régions. Pas de phénomènes inflammatoires, ni d'augmentation de volume des noyaux de la gaine de Schwann.

Muscles. — Modifications dégénératives avec conservation de la striation.

CHAPITRE III

1

Étiologie.

On peut diviser en différents paragraphes l'étude de ce chapitre :

1° *Age;*
2° *Sexe ;*
3° *Antécédents de famille et antécédents personnels ;*
4° *Habitudes antérieures*
5° *Maladies antérieures.*

1° *Age*. — Nous avons remarqué dans les observations précédentes que l'âge variait entre vingt-trois ans et quarante-six ans.

Cependant dans l'observation VII la malade était âgée de soixante-deux ans; elle présentait une polynévrite avec psychose survenue à la suite d'une affection antérieure.

Mais on peut dire que généralement cette affection a de la tendance à frapper pendant la période moyenne de la vie.

2° *Sexe.* — Le sexe féminin nous a semblé plus apte à nous offrir des exemples de cette affection ; sur les treize observations, que nous avons pu recueillir, quatre seulement ont pour sujet le sexe masculin.

Il n'y a à cela rien d'étonnant, les femmes étant beaucoup plus impressionnables, et, pour cette raison, sujettes à présenter des phénomènes psychiques.

Mais, comme pour l'âge, il faudrait pour baser une statistique sérieuse, beaucoup plus de cas que ceux qu'il nous a été donné de recueillir.

3° *Hérédité et antécédents personnels.* — L'hérédité ne paraît pas avoir ici une bien grande place. Excepté dans l'observation II, où le malade avait dans sa famille des nerveux, les autres sujets ne présentent aucun parent atteint d'une affection nerveuse ou mentale quelconque.

Le caractère, par contre, avant l'apparition de l'affection, était changeant, singulier (obs. II), ou bien, chez la femme qui fait le sujet de l'observation I, on notait, au moment des règles, une certaine irritation nerveuse, de l'emportement.

Aucun de nos malades n'a présenté antérieurement de crises nerveuses, d'aucune espèce.

4° *Habitudes antérieures.* — Les habitudes antérieures, sauf l'alcoolisme dans un cas (obs. VII), n'ont pas une grande influence sur le développement de la psychose.

5° *Maladies antérieures.* — C'est surtout ce paragraphe qui est le plus important. En effet les maladies antérieures ont une large part dans l'apparition de l'affection.

Le typhus et la fièvre typhoïde occupent le premier rang.

Les états typhoïdes sont notés dans bon nombre d'observations.

Tantôt c'est une fièvre typhoïde franche (obs. II) ou un typhus avec ictère (obs. III).

Dans un autre cas, une femme issue de phtisiques est atteinte de dothiénentérie, qui semble être le début d'accidents pulmonaires (obs. IV).

Dans l'observation V le typhus est encore le point de départ de la psychose polynévritique.

En second lieu, nous devons ranger les affections utérines et les états puerpuéraux graves.

L'observation I nous offre le type de la psychose polynévritique post-puerpuérale.

La femme dont l'histoire est racontée avec beaucoup de détails fut, après sa septième couche, prise de désordres dans la nutrition, causés par des vomissements incoercibles. Nous retrouvons le même cas dans l'observation X, compliqué de métrite hémorragique.

Les affections utérines sont notées dans l'observation VII (fibrome utérin) et l'observation VIII.

La grosesse extra-utérine compliquée de fièvre septique, amena pendant la convalescence, après opération, le développement de la psychose.

La syphilis est rappelée dans les observations VI et XIII.

Dans cette dernière observation (XIII), nous trouvons la tuberculose associée à la syphilis.

La gangrène (obs. XI) et une tuméfaction douloureuse des deux pieds (obs. XII) peuvent être aussi considérées comme cause étiologique de la maladie.

En résumé, l'affection peut revendiquer comme point de départ :

La fièvre typhoïde dans 4 cas ;

La puerpuéralité dans 2 cas ;

Les tumeurs utérines dans 2 cas ;

La syphilis dans 2 cas ;

La grossesse extra-utérine dans 1 cas ;

La gangrène et une affection douloureuse indéterminée des deux pieds dans 2 cas ;

L'hérédité dans 1 cas ;

Le nervosisme dans 2 cas.

II

Symptomatologie

Nous diviserons l'étude de la symptomatologie de la psychose polynévritique en trois périodes :

Une période de début, une période d'état et une période de déclin ou de terminaison.

Période de début. — Cette affection paraît presque toujours dans la convalescence d'un état infectieux, ty-phoïde ou puerpuéral graves.

Quelquefois, mais rarement, elle succède à la tuber-culose et à la syphilis.

Quels que soient les états auxquels succède la psychose, les vomissements ouvrent la scène : vomissements alternant avec des métrorragies, chez la femme (obs. VII). .

Mais les premiers reprennent bientôt le dessus et le malade ne peut plus prendre aucun aliment.

Ces vomissements peuvent être bilieux ou alimentaires ; ils n'amènent au début aucun trouble paralytique ni mental : ils peuvent cesser, puis reparaître (obs. I).

Dans d'autres cas, l'affection peut se manifester par de grandes dépenses d'argent, des orgies, sans que le malade présente des vomissements (obs. II).

Ces phénomènes du côté du tube digestif peuvent être précédés de troubles du côté du cerveau.

L'observation VIII nous en donne un exemple. Elle rapporte l'histoire d'une femme qui a eu, avant l'apparition de la psychose, un ictus apoplectique suivi d'une légère hémiplégie gauche ; les vomissements apparurent ensuite, et la maladie évolua comme dans les autres cas.

La gangrène peut quelquefois être suivie de psychose polynévritique. C'est ainsi qu'un homme d'une quarantaine d'années fut pris de douleurs intenses dans les pieds et bientôt deux orteils du pied gauche furent atteints de gangrène.

Cette gangrène fut suivie de l'apparition de troubles psychiques et paralytiques (obs. XI).

En même temps que se présentent ces premiers symptômes, on note du côté des membres inférieurs de la faiblesse.

La malade ne peut se lever, la marche devient impossible, sinon difficile. Il ne peut plus quitter le fauteuil sur lequel il est assis.

En même temps de vives douleurs se font sentir du côté de l'épigastre.

La sensibilité commence à disparaître. Les piqûres d'épingles sont moins bien senties.

Ces troubles de sensibilité sont plus accusés aux membres inférieurs qu'au tronc, à la face et aux membres supérieurs, mais ils ne correspondent pas à la distribution des nerfs (obs. XI).

En même temps l'amaigrissement, la paralysie avec atrophie des jambes et des cuisses commencent à se montrer (obs. X).

Du côté des membres supérieurs, on observe des sensations d'engourdissement, du tremblement; les mains maigrissent. La station verticale devient de moins en moins possible.

Le malade peut tituber en marchant.

Les fonctions du côté du rectum et de la vessie se font bien.

L'urine ne présente rien d'anormal.

En résumé, pendant cette première période, le vomissement et quelques troubles paralytiques périphériques apparaissent.

Les troubles psychiques ne se sont pas encore manifestés.

Ce sont eux, au contraire, qui formeront la partie la plus intéressante de la période d'état.

Période d'état. — On peut considérer deux groupes pes de symptômes dans cette période, les symptômes psychiques qui apparaissent les premiers et les symptômes paralytiques.

Les symptômes psychiques se manifestent sous différentes formes.

Tantôt, comme dans l'observation I, la malade devient apathique, indifférente, même pour ses enfants pendant la journée, le soir elle est inquiète, elle se plaint de son mari, de ses voisins. Ceux-ci font des trous dans les murs pour venir attenter à ses jours.

Bientôt ces idées délirantes s'accentuent et le délire de persécution devient évident.

Elle est légèrement agitée au début ; l'insomnie augmente et dure toute la nuit.

A mesure que la paralysie augmente, les idées deviennent de moins en moins nettes, elle demande où elle se trouve, pourquoi elle n'est pas chez elle : au bout d'un instant, elle veut bien admettre qu'elle est à l'hôpital, mais non à l'Hôtel-Dieu.

Elle donne comme adresse, un domicile qu'elle a quitté depuis longtemps, elle répond que son mari est teinturier, à ceux qui la questionnent sur ce point, et cependant celui-ci n'exerce plus cette profession.

Elle a donc perdu le souvenir des faits récents et conservé presque intact celui des choses qui se sont passées il y a plusieurs années, elle sait son âge, son nom, le nombre de ses enfants.

Si on reste un moment près d'elle sans l'interroger, elle demande où sont ses enfants, et recommande qu'on ait bien soin d'eux. Elle désigne bien les objets qu'on lui présente, mais elle ne se rappelle souvent pas l'usage que l'on en fait habituellement : elle lit, peut dire l'heure à une montre.

A mesure que la psychose fait des progrès, l'insomnie devient de plus en plus grande : elle pousse, la nuit, de véritables vociférations, elle se lève et prend son enfant pour aller le faire baptiser, mais elle ne présente pas d'idées fixes : elle perd de plus en plus le souvenir des faits récents : c'est ainsi que son mari et ses enfants étant venus la voir, on lui demande, une demi-heure après, depuis combien de temps elle les a vus; elle répond deux ou trois jours.

La malade a en même temps des hallucinations de la sensibilité.

Elle se plaint d'avoir du verre pilé dans les mains, qui la pique et la coupe : aussi prie-t-elle les personnes qui l'abordent de l'en débarrasser.

Elle-même cherche à y arriver autant que sa paralysie le lui permet.

Dans un autre cas (obs. II), la maladie se manifeste par un affaiblissement de la mémoire, des oublis, mais la malade n'a ni hallucinations, ni monomanie, ni anomalie d'humeur, sauf une grande irritabilité.

Comme précédemment la mémoire est à peu près intacte pour les faits anciens.

L'observation III nous offre de nouveaux symptômes. Ce sont des hallucinations de la vue, et, comme toujours, perte de la mémoire et mobilité dans les idées.

La malade répond à toutes les questions, mais nonchalamment. Elle invente de temps en temps des choses qui n'ont pas eu lieu. Elle ne se rappelle rien de ce qui touche sa maladie et elle appelle constamment l'infirmière pour lui faire chasser les chiens qui sont dans sa chambre.

L'observation IV nous offre à peu près les mêmes symptômes que l'observation I : perte de la mémoire, elle ne sait pas où elle se trouve, de plus les sentiments familiaux ont complètement disparu, et le cercle des idées est très étroit.

On note en même temps de l'agitation, des cris, de l'insomnie.

La voix est monotone, traînante et offre un timbre spécial. On a aussi une grande mobilité d'humeur. Quelquefois il peut y avoir dans les réponses de la méfiance, de la crainte. La mémoire est tellement troublée que le nom même est oublié, ainsi que les événements anciens et récents (obs. V). Jusqu'ici la fièvre n'a pas encore paru.

Dans l'observation VI, on a observé des accès fébriles auxquels succèdent une période d'excitation et une période d'obnubilation. Puis la mémoire s'affaiblit. La malade croit reconnaître quelqu'un qu'elle n'a jamais vu : elle mêle les événements anciens et récents, et elle se fait une idée de ce mélange ; elle donne parfois aux mots une signification incompréhensible. La voix est traînante.

Nous retrouvons ce mélange des événements anciens et récents dans l'observation IX. En même temps la malade, dont il est parlé, présente des hallucinations de la vue : elle croit voir certaines figures et pousse des cris de frayeur. Ces hallucinations alternent avec des périodes d'excitation.

La malade parle beaucoup et d'une façon incohérente ; elle demande une chose et toujours la même.

Une autre dira qu'elle vient de voir sa sœur, qui est morte depuis longtemps (obs. VII), ou bien, comme dans l'observation VIII, le sujet parle de personnes qui n'ont jamais exsisté.

Les autres cas cités dans les observations X, XI, XII,

XIII, nous offrent les mêmes phénomènes que ceux que nous avons essayé de peindre précédemment.

Nous voyons donc, d'après les faits observés auparavant, que la psychose revêt les allures de la manie aiguë, avec excitation, agitation, insomnie loquacité et vociférations. Comme dans l'observation I, par exemple, le malade se lève, se débat quand on veut le retenir en place.

Dans quelques cas il y a prédominance des hallucinations ou des illusions des sens : c'est ainsi que dans l'observation I, la malade se plaint d'être piquée par du verre pilé qui se trouve dans son lit ; une autre verra des figures qui l'effrayent(obs. IX).

Au début de l'affection la lypémanie peut dominer : dans beaucoup de cas le sujet est impassible, indifférent même pour les siens.

Nous pouvons aussi trouver des idées de persécution. L'observation I ne nous en offre-t-elle pas un exemple ? La malade se plaint de ses voisins qui percent des trous dans les murs pour venir la tuer.

Dans cette même observation nous avons pu noter un peu de délire religieux. Les cas que nous avons recueillis sont surtout remarquables par le délire, les cris, l'agitation, une insomnie que rien ne peut calmer ; les malades présentent donc la forme d'une manie aiguë avec ses symptômes prédominants. La psychose dépend donc de cette forme d'affection mentale.

On note en même temps de l'amnésie. Tous les malades ont perdu le souvenir des faits récents, mais ont conservé celui des faits anciens. Quelquefois même ils ne se rappellent plus rien.

Perte ou affaiblissement de la mémoire et manie aiguë, lypémanie, délire de persécution, sont donc les deux états qui, combinés, donnent à la psychose son caractère spécial.

Passons maintenant au second groupe de faits, les troubles paralytiques.

Nous avons vu qu'au début de l'affection la marche devenait impossible, sinon difficile, et que la sensibilité commençait à s'émousser.

En même temps les réflexes patellaires diminuent, puis disparaissent.

On peut noter le signe de Romberg (obs. II)

Puis le malade ne peut plus se soutenir et la paralysie des membres inférieurs est complète.

La sensation de contact est conservée aux extrémités supérieures et inférieures des nerfs cruraux : l'insensibilité est marquée à la périphérie.

Les jambes et les cuisses sont le siège de douleurs ressemblant à du broiement (obs. III), on y a aussi remarqué des élancements douloureux.

Bientôt les quatre membres sont paralysés, les jambes sont en flexion.

La malade ne peut plus se lever; étendue sur le dos, elle ne peut se mettre sur le côté qu'avec l'aide de deux personnes.

La pression des masses musculaires est douloureuse, ainsi que celle des troncs nerveux.

On constate aussi de l'atrophie du côté des membres inférieurs d'abord. Cette atrophie frappe au début surtout le groupe antéroe-xterne des muscles de la jambe, et le groupe antérieur de la cuisse.

C'est ce qu'avait déjà remarqué Tuilant (*Névrites puer puérales*, Paris, 1891).

De plus, on a des sensations de brûlures, de fourmille-ments, dans les muscles parésiés.

La sensibilité diminue de plus en plus, les réactions électriques sont moins vives.

Une particularité intéressante est à retenir. Elle se montre dans les extrémités inférieures (obs. I et III).

Les pieds sont animés de mouvements involontaires de faible amplitude, alternatifs, de flexion et d'extension. Ils peuvent être modifiés par la volonté, mais ils sont alors très douloureux..

Nous rapprocherons ces faits de ceux que l'on observe aux mains et aux doigts chez la malade de l'observation I.

On y a vu en effet, des mouvements incessants, à grande amplitude, offrant de l'analogie avec les mouvements cho-reiques ou mieux athétosiques.

Ces mouvements ressemblent beaucoup à ceux qui ont été décrits dans les observations de Löwenfeld (*Neurolog. Central-Blatt*. 1885) et de Remack *(Neurolog, Central-Blatt*, 1885), rapportées dans le livre de M. Andry *(A thé-tose double)* et que l'on rencontre dans les névrites péri-phériques.

Nos malades étant des polynévritiques, il n'est pas étonnant que nous rencontrions ce phénomène ici. Du reste, comme dans les cas observés par M. Audry, notre malade de l'observation I présente aussi de l'atrophie des interosseux et de l'éminence thénar.

Du côté du bras et de l'avant-bras, on note aussi de l'atrophie. Elle intéresse tous les muscles, surtout les fléchisseurs de la main et les muscles que nous avons précédemment cités.

Le malade se plaint, en même temps, de douleurs lan-

cinantes dans le bras : la pression du plexus brachial est
douloureuse. On peut observer du tremblement intentionnel, les sensations du côté des mains sont diminuées.

Malgré l'atrophie musculaire, les contractions faradiques sont conservées.

Les muscles du visage ne sont pas touchés.

Cependant, dans l'observation XII, les muscles de la
face étaient animés de mouvements semblables à ceux
des lapins; de plus, la parole était tremblante, hésitante ;
ce qui donnait à la malade l'apparence d'une paralysie
générale.

Avec les progrès de la maladie, la sensibilité farado-
cutanée a disparu complètement, jusqu'à la racine du
côté des membres inférieurs.

Pendant toute la durée de la période d'état, la fièvre
fait ordinairement défaut ; on a eu, il est vrai, des tempé-
ratures de 38° à 39° ; mais cette élévation thermique était
surtout due à une maladie intercurrente.

La fièvre est donc absente pendant cette partie de la
maladie.

Les urines n'ont presque jamais d'albuminurie : on a
signalé, cependant, dans un cas, de l'albuminurie intermittente.

Quelquefois, l'incontinence d'urines et des matières fécales a été notée.

Terminaison. — Après une durée d'un à quatorze
mois, le malade s'améliore.

La paralysie, qui avait débuté la dernière, précède
maintenant la disparition des troubles mentaux.

Les courants électriques se font mieux sentir aux membres supérieurs d'abord, puis la force et les contractions

reparaissent aux membres inférieurs. Quelquefois, cependant, la contractibilité faradique des muscles de cette région est encore diminuée pendant un certain temps (obs. X).

L'atrophie musculaire disparaît aussi petit à petit et bientôt les muscles ont repris leur aspect habituel.

Les phénomènes psychiques demandent un temps beaucoup plus long que les précédents pour s'amender.

Souvent le malade n'est complètement rétabli qu'au bout de deux ans. Il conserve encore pendant quelques mois et même quelques années une faiblesse du côté de l'intelligence, il le voit et s'en inquiète (obs. V).

Une autre malade, dans l'observation I, a une crainte exagérée de toute intervention, surtout du feu : elle a peur, chaque fois que l'on s'approche d'elle, qu'on lui fasse des pointes de feu. Mais elle reconnaît son entourage et se souvient de ce qu'elle fait et montre le plus vif désir de guérir complètement.

Ordinairement la mémoire reste paresseuse pendant longtemps (obs. IV, V).

Quelquefois, comme dans l'observation I, les phénomènes paralytiques peuvent subsister, même après la disparition de la psychose.

Dans tous les autres cas, les troubles mentaux disparaissent bien après les troubles nerveux périphériques.

La guérison est la règle, mais elle ne survient qu'au bout de deux ou trois ans.

Si, dans les observations IV, VII, IX, XIII, la mort a été la terminaison, cette issue fatale doit être imputée plutôt à une maladie intercurrente qu'à la psychose polynévritique.

III

Diagnostic, pronostic, pathogénie, Traitement.

Dans notre diagnostic, nous nous efforcerons, d'abord de prouver que l'affection dont nous parlons est une polynévrite et d'autre part que c'est une psychose.

Et d'abord est-ce une polynévrite ?

Reportons-nous au tableau des phénomènes que nous avons recueillis dans la thèse de Mme Déjerine-Klumpke et dans la thèse de Tuilant.

Dans le tableau dressé par Mme Déjerine, nous voyons que l'alcoolisme, la fièvre typhoïde, la phtisie sont rangés parmi les causes de névrites infectieuses secondaires.

Les unes aiguës, comme par exemple les polynévrites succédant à la fièvre typhoïde ; les autres chroniques, telles que celles succédant à la syphilis et la tuberculose.

Mme Déjerine n'a pas rangé dans cette classe la névrite post-puerpuérale. Cette lacune a été comblée par M. Tuilant (*Névrites puerpuérales*, thèse Paris, 1891.

Cet auteur nous apprend que c'est Möbius, de Munich, qui le premier publia, en 1887, un travail d'ensemble sur les paralysies puerpuérales, dues à une névrite parenchymateuse et périphérique.

Il montra leur origine infectieuse et les assimila à juste titre aux névrites déjà connues que l'on observe à la suite de la variole, de la fièvre typhoïde, de l'érysipèle, de la diphtérie.

Si nous poursuivons la lecture de la thèse de Mme Déjerine, nous trouvons, dans la description de la polynévrite infectieuse, le tableau symptomatique que nous ont présenté tous nos malades. Nous avons donc à faire à une polynévrite infectieuse, mais à une polynévrite spéciale, puisque nous voyons apparaître pendant son évolution des troubles psychiques et mentaux.

Mais l'ensemble de ces derniers phénomènes est-il bien le fait d'une psychose ?

Les troubles mentaux, que nous avons observés chez nos malades, sont tantôt des hallucinations, ou de la lypémanie, ou de la manie aiguë. Ne sont-ce pas là les signes d'une affection psychique ?

Dans la thèse d'E. Faure (*Contribution à l'étude de la folie chez les nouvelles accouchées*, thèse Lyon, 1890), sur les treize observations citées, nous voyons apparaître les mêmes phénomènes, mais ils ne sont pas accompagnés de polynévrite.

Il en est de même pour un travail récent de Hoche (L.) (*Puerperal. Psychoses*, 1892). Cet auteur a rapporté deux cent onze cas de psychoses puerpuérales observées à l'hôpital d'aliénés de Friederichsberg à Hambourg dans l'espace de dix ans et demi. Dans aucun cas il ne parle de phénomènes de paralysie du côté des membres.

Les troubles notés du côté de l'intelligence, sont bien le signe que nos malades présentaient une affection mentale.

Mais ce n'est pas une psychose ordinaire, puisqu'elle se complique de paralysie du côté des membres.

La marche de la maladie est du reste spéciale.

Avant toute apparition de la paralysie et de troubles du côté de l'idéation, on voit apparaître dans tous les cas le

même prodrome, le vomissement, plus ou moins incoerci-
ble : puis les troubles mentaux entrent en scène, l'apathie
et l'indifférence au début, puis les hallucinations, l'agitation, le délire, les idées de persécution, se succèdent bien
avant l'apparition des troubles périphériques.

Ceux-ci débutent toujours par les membres inférieurs.
La marche devient impossible, la force musculaire diminue, l'atrophie se montre et la paralysie suit son cours et
va bientôt atteindre les membres supérieurs.

Il y a donc à considérer deux ordres de faits : au début
psychose, et en deuxième lieu troubles paralytiques, qui
se suivent d'abord, atteignent un summum, puis décrois-
sent : la paralysie disparaît bien avant que les troubles
psychiques soient complètement guéris.

Tilling de Riga avait, peu de temps avant la publica-
tion des cas de Korsakow, fait connaître sept exemples de
polynévrites avec psychose, mais ils différaient de ceux
de ce dernier, en ce que, pour Tilling, l'alcool était la
cause de l'affection.

Il en concluait que l'alcool frappait le système nerveux
central et les nerfs périphériques et donnait naissance à la
maladie.

Depuis on a publié bon nombre d'observations qui ont
montré que si l'alcool est quelquefois le point de départ de
la psychose polynévritique, il était loin d'avoir une action
prédominante.

L'observation VII nous offre un cas de psychose ayant
succédé à l'alcoolisme, mais compliquée de maladie utérine.

L'affection que nous décrivons est donc une maladie
spéciale, se distinguant de la polynévrite alcoolique d'abord

par son étiologie et ensuite par sa marche excessivement lente pendant la période terminale.

Mais ces troubles cérébraux s'accompagnant de polynévrite ne peuvent-ils pas se rencontrer dans l'évolution de toute polynévrite ?

Dans la thèse de Mme Déjerine nous avons recherché si parmi les polynévrites saturnines, il existait des troubles mentaux.

Nous n'avons pas trouvé trace de ces phénomènes et cependant le saturnisme chronique est suivi souvent d'encéphalopathie.

Möbius, de Munich, dont nous avons parlé précédemment a rapporté huit observations de névrite puerpuérale : dans aucune les phénomènes psychiques ne viennent se joindre aux phénomènes paralytiques.

Tuilant, dans sa thèse, a rapporté le cas de Joffroy, Desnos et Pinard, que nous avons résumé à l'observation X, mais il ne s'occupe pas des troubles psychiques que présente la malade et il la range parmi les polynévrites généralisées.

L'observation I a été aussi citée dans la thèse de M. Bonnet (*Contribution à l'étude des névrites périphériques infectieuses aiguës*, th., Lyon, 1892. Cet auteur a surtout étudié la polynévrite au point de vue de la cause infectieuse qui l'avait engendrée.

Nous voyons donc que, jusqu'ici, nous avons pu spécialiser notre affection, puisque ni dans l'étude des polynévrites saturnines, ni dans celle des polynévrites infectieuses, où nous rangeons la puerpuéralité, nous ne voyons apparaître aucun trouble mental.

Cependant il est une affection qui se rapproche beaucoup de la psychose polynévritique, nous voulons parler de la chorée molle, de la chorée paralytique.

Cette étude a fait le sujet de la thèse d'Olive (*Des paralysies chez les choréiques*, Paris, 1883).

Cet auteur nous apprend que les phénomènes prédominants sont, avant l'apparition des mouvements choréiques, les troubles psychiques et une modification de l'état général.

Le malade, qui est presque toujours un enfant, était gai, enjoué, il devient triste, maussade, il s'irrite, sa mémoire s'affaiblit, son intelligence est moins vive. Il devient brusque et sauvage : il est inquiet, effaré, pleure et crie pour la chose la plus insignifiante.

Puis apparaissent les troubles paralytiques ; tantôt les bras, tantôt les jambes sont pris, ou tous les quatre membres en même temps.

La marche devient impossible ; il ne peut plus tenir aucun objet. Pendant la période d'état, le malade est tellement paralysé qu'il reste inerte sur son lit, les membres sont flasques, les réflexes tendineux sont abolis ; la sensibilité est conservée. Rien d'anormal du côté des organes des sens.

Tel est, rapidement tracé, le tableau de la chorée molle.

Mais d'abord, il est un point sur lequel on doit attirer l'attention. Tous les malade d'Olive ont de cinq à quatorze ans : un seul a vingt-cinq ans : de plus, comme cause étiologique, nous n'en trouvons aucune qui soit celle de la polynévrite avec psychose (variole, fièvre typhoïde, etc.).

Le nervosisme joue un grand rôle dans la chorée ; dans la psychose polynévritique nous n'en trouvons que deux cas.

Le vomissement, phénomène de début de la psychose, fait ici défaut.

La paralysie, au lieu de débuter par les membres inférieurs, comme dans l'affection que nous étudions, s'empare, dans la chorée, tantôt des jambes, tantôt des bras.

Pour les troubles intellectuels, ils paraissent peu accusés dans cette dernière maladie : on a seulement de l'affaiblissement de la mémoire, de la sauvagerie du caractère. En est-il de même dans la psychose polynévritique ?

Au début, le caractère peut changer, mais bientôt des hallucinations, des cris, de l'agitation, des idées de persécution se produisent. La sensibilité reste intacte dans la chorée molle ; elle disparaît dans la psychose.

Donc, la psychose polynévritique se distingue de la chorée molle par l'âge du malade : dans la chorée les sujets ont un âge variant entre cinq et vingt-cinq ans ; dans la psychose entre vingt-trois et quarante-six. Les antécédents chez les choréiques sont presque toujours nerveux : il n'en est pas de même dans la psychose.

L'étiologie de la psychose est due à des maladies infectieuses : celle de la chorée molle au nervosisme.

La symptomatologie est à peu près la même dans les deux cas, mais dans la psychose la paralysie débute toujours par les membres inférieurs, tandis qu'elle peut se développer indistinctement dans les bras ou dans les jambes, dans la chorée. Les phénomènes psychiques de la psychose polynévritique sont beaucoup plus accusés ; ils prennent tous la forme de la manie aiguë : dans la chorée molle on ne peut observer qu'un léger affaiblissement de la mémoire, du changement dans le caractère. De plus, la chorée molle peut être précédée d'une attaque de chorée franche.

La durée de la psychose est très longue : un à deux ans ; la chorée molle s'améliore au contraire au bout de cinq à six semaines. Nous avons parlé dans la symptomatologie de mouvements athétosiques des jambes et des bras. Nous avons lu les deux observations rapportées par M. Audry *(Athétose double)*, et nous n'avons pas trouvé dans ce cas de troubles psychiques en même temps que des troubles paralytiques.

Nous considérerons ces symptômes, comme faisant partie de l'affection, et nous ne discuterons pas le diagnostic entre l'athétose double et la psychose polynévritique.

En résumé, l'affection que nous nous sommes efforcé d'étudier diffère essentiellement de tous les genres de polynévrites.

Elle est formée par la réunion de deux facteurs : d'une part les troubles cérébraux, et d'autre part les troubles paralytiques.

Cette maladie est nettement singularisée, puisque dans un grand nombre de cas de névrites infectieuses, saturnines, puerpuérales ou typhiques, nous n'avons pas vu se développer des cas de psychose.

Seul l'alcool, dans les faits rapportés par Tilling, nous donne un genre de psychose polynévritique se rapprochant de celui que nous avons rappelé ; l'étiologie vient démontrer l'existence des deux causes différentes, l'alcool et l'infection.

Pronostic. — Nous avons vu dans la terminaison de la maladie que les symptômes psychiques s'amendaient tandis que les symptômes paralytiques disparaissaient et finissaient beaucoup plus vite.

Bientôt le malade peut aller et venir, mais ses idées

ne sont pas encore bien nettes, et il faut un à deux ans pour que les facultés intellectuelles soient complètement revenues.

La terminaison de l'affection est toujours heureuse; et comme, nous l'avons déjà dit, les cas de morts, contenus dans nos observations, sont plutôt le fait des maladies intercurrentes que de la psychose polynévritique.

Pathogénie. — Comment expliquer maintenant l'apparition des troubles mentaux durant l'évolution de la polynévrite? Nous croyons qu'il serait bon de se ranger à l'opinion du D^r Hœvel.

Cet auteur pense que ce sont les substances toxiques, produites et restées dans l'organisme pendant la durée de la maladie qui précède la pscyhose, qui donneraient lieu à une espèce d'empoisonnement.

Cependant on n'a trouvé aucune altération dans le cerveau à l'autopsie (obs. IX).

Il faudrait donc admettre une espèce d'intoxication par les matières infectieuses, empoisonnement qui amènerait des hallucinations, suivies de délires, d'agitation.

Ce qui ferait pencher vers cette hypothèse, c'est que la maladie sous le rapport psychique dure très longtemps et se conformerait ainsi à l'élimination lente de poisons organiques formés pendant les maladies infectieuses.

Traitement. — Nous avons ici à considérer le traitement de deux sortes de phénomènes : les phénomènes nerveux et les phénomènes paralytiques.

Pour les premiers, nous emploierons la médication usitée en pareil cas : potions opiacées, sirop de chloral : la morphine ou l'atropine en injections. Si ces moyens ne réussissaient pas, il faudrait s'adresser aux douches froides,

et surtout condamner le malade à l'isolement complet. Ce
moyen employé souvent dans les observations précédentes,
a donné toujours de bons résultats.

Les phénomènes paralytiques seront justiciables de la
faradisation ; faradisation que l'on ordonnera tous les deux
jours.

Enfin, s'il existe des rétractions tendineuses, après la
disparition des troubles nerveux périphériques aux mains,
aux bras, aux jambes ou aux pieds, on anesthésiera le
malade et l'on fera l'extension forcée. Si ce moyen ne
réussit pas, si le pied reste en mauvaise position et
empêche la marche, on aura recours à une opération
chirurgicale telle que celle qui a été faite par M. le professeur Poncet, pour la malade de l'observation I ; je
veux parler de la section du tendon d'Achille suivie de
l'immobilisation du membre.

CONCLUSIONS

L'analyse des treize observations que nous avons réunies, et qui ont entre elles les plus grandes ressemblances, nous permet d'arriver aux conclusions suivantes :

I. Certaines polynévrites, d'origine non alcoolique et dues le plus souvent à une maladie infectieuse, s'accompagnent de troubles psychiques.

II. Ces troubles psychiques peuvent revêtir les modalités les plus diverses. Ils sont tantôt antérieurs, tantôt postérieurs aux phénomènes de paralysie observés du côté des nerfs périphériques. Si dans certains cas ils disparaissent avant ces derniers, dans d'autres cas, au contraire, ils ne disparaissent que longtemps après.

III. Les polynévrites accompagnées de troubles psychiques ont un aspect si spécial que le nom proposé par

Korsakow, psychose polynévritique pour désigner ce tableau morbide, nous semble devoir être gardé.

IV. Le pronostic de la psychose polynévritique, comme celui de la polynévrite infectieuse en général, est moins sévère qu'on ne pourrait le croire au premier abord.

BIBLIOGRAPHIE

1883. Olive, G. — *Des Paralysies chez les choréiques* (thèse de Paris).

— Vierordt. — *Arch. f. Psychiatria*, Bd. XIV.

1885. Remack. — *Neurologisches Central-Blatt*, n° 14.

1887. Möbius. — Neurites puerperalis *(Munch. med. Woch.*, n° 9, page 153).

— Duplay. — Des Polynévrites (*Gazette des hôpitaux, Revue générale*, n° 130).

1889. Joffroy, Desnos et Pinard. — *(Bulletin de l'Académie de médecine*, 3, s. XXI, 2 p., page 44).

— Mme Déjerine Klumpke. — *Des Polynévrites en général et des paralysies et atrophies saturnines en particulier* (thèse de Paris).

1890. Ed. Faure. — *Contribution à l'étude de la folie chez les nouvelles accouchées* (thèse de Lyon).

— Korsakow. — *Arch. f. Psychatria*, Bd. XXI.

— Tilling. — *Allgemein Zeitsch. f. Psychatria.*

1891. Korsakow. — *Arch. f. Psychatria*, Bd. XXII.

— Tuilant. — *De la névrite puerpuérale* (thèse de Paris).

1892. Dr Devic. — De la Psychose polynévritique *(Province médicale*, n°s 9 et 10).

1892. Dr H. Hoevel. — Ueber posstyphöse Demantia acuta combinirt mit Polyneurites *(Jahrb. f. Psychiatrie*, Bd. XI. H. 3. In *Neurologisches Central-Blatt*, n° 21).

— Hoche (L.). — Ueber puerperale Psychosen *(Arch. f. Psychiatrie,* Bd. XXIV).

— Audry. – *Athétose double.*

— Bonnet. — *Contribution à l'étude des névrites périphériques infectieuses aiguës* (Thèse de Lyon).

TABLE

Lyon. — Imp. Pitrat Aîné, A. Rey Successeur, 4, rue Gentil. — 5895

136

www.ingramcontent.com/pod-product-compliance
Ingram Content Group UK Ltd.
Pitfield, Milton Keynes, MK11 3LW, UK
UKHW022307120726
13694UKWH00003B/1299